罕见病药物卫生技术评估专家共识

（2019 版）

中国罕见病联盟｜组织编写

U0273055

人民卫生出版社

图书在版编目（CIP）数据

罕见病药物卫生技术评估专家共识：2019 版 / 中国
罕见病联盟组织编写 . —北京：人民卫生出版社，2020
　ISBN 978-7-117-29819-3

Ⅰ.①罕…　Ⅱ.①中…　Ⅲ.①疑难病 —药物学 —卫生
保健 —技术评估　Ⅳ.①R9

中国版本图书馆 CIP 数据核字（2020）第 030655 号

人卫智网	**www.ipmph.com**	医学教育、学术、考试、健康，购书智慧智能综合服务平台
人卫官网	**www.pmph.com**	人卫官方资讯发布平台

罕见病药物卫生技术评估专家共识
（2019 版）

组织编写：中国罕见病联盟
出版发行：人民卫生出版社（中继线 010-59780011）
地　　址：北京市朝阳区潘家园南里 19 号
邮　　编：100021
E - mail：pmph @ pmph.com
购书热线：010-59787592　010-59787584　010-65264830
印　　刷：三河市潮河印业有限公司
经　　销：新华书店
开　　本：889×1194　1/32　印张：1.5
字　　数：35 千字
版　　次：2020 年 4 月第 1 版　2020 年 4 月第 1 版第 1 次印刷
标准书号：ISBN 978-7-117-29819-3
定　　价：15.00 元

打击盗版举报电话：010-59787491　E-mail：WQ @ pmph.com
质量问题联系电话：010-59787234　E-mail：zhiliang @ pmph.com

组　长

张抒扬　北京协和医院

赵　琨　国家卫生健康委员会卫生发展研究中心

副组长

李林康　中国罕见病联盟

吴　晶　天津大学药物科学与技术学院

隋宾艳　北京师范大学社会发展与公共政策学院

赵明杰　大连医科大学人文与社会科学学院

专家组名单(以姓氏汉语拼音为序)

白　桦　北京协和医院

陈　锐　北京协和医院

崔亚洲　山东省医学科学院

董亚琳　西安交通大学第一附属医院

郭　文　中国医药工业信息中心

韩　屹　中山大学药学院

韩金祥　山东省医学科学院

郝春彭　《中国医疗保险》杂志社

胡　明　四川大学华西药学院

胡善联　上海市卫生和健康发展研究中心

李大魁　北京协和医院

李定国　上海交通大学医学院附属新华医院

刘军帅　青岛市医疗保障协会

梅　丹　北京协和医院

史录文　北京大学药学院

宋　昉　首都儿科研究所

宋燕青　吉林大学白求恩第一医院

徐凯峰　北京协和医院

宣建伟　中山大学药学院

于　锋　中国药科大学基础医学与临床药学学院

张　波　北京协和医院

周文浩　复旦大学附属儿科医院

秘书组名单

弓孟春　朱　翀　刘　鹏　沈　杨　徐昊鹏　陈敬丹

前　言

党的十八大以来,以习近平总书记为核心的党中央持续推进"健康中国"战略,"全民健康"已成为实现"全面小康"的重要前提。而作为"全民健康"中的重要一环,罕见病这一特殊疾病领域正受到国家与社会的广泛关注与支持。

目前全球已知罕见病超过 7 000 种,其中大多数会威胁患者生命及生活质量,为患者与社会带来了沉重的疾病与经济负担。大部分罕见病患者需终身治疗,在没有良好的医疗保障下,患者难以维持长期、有效治疗,诊疗形势严峻。针对罕见病药物开展卫生技术评估(health technology assessment,HTA),可为医疗管理、医疗保险准入以及药品审评与审批等相关政策决策提供可靠的循证依据,进而鼓励我国罕见病药物研发创新,提高药品可及性,为全面提升我国罕见病诊疗及保障水平提供支撑。结合我国罕见病工作基础,制定适应我国国情的罕见病药物 HTA 规范,切实指导相关研究,是提升相关决策证据数量及质量的关键举措。

由此,以中国罕见病联盟为发起方,制定了《罕见病药物卫生技术评估专家共识(2019 版)》(以下简称《共识》)。本《共识》的制定邀请了国内卫生技术评估、药物经济学、罕见病临床诊疗、临床药物研究、医疗保障、医学伦理学、信息学等领域权威专家及学者组成专家组,经多次会议研讨及修订后最终成稿,历时近 1 年。本《共识》的制定将对开展罕见病药物 HTA 相关研究提供相应的操作规范及方法学指导,进而促进研究设计、执行、数据分析及报告的规范性与可靠性,助推我国罕见病诊疗水平的整体提升。《共识》的成稿,在国际罕见病领域内率先发出了中国声音,为国际相关专家共识的形成提供了经验及思路。

本《共识》可供罕见病药物 HTA 和临床研发等领域研究人员使用,也可供对罕见病及其药物感兴趣的读者阅读。鉴于罕见病HTA 中未解决的技术与应用问题仍需深入研究,结合未来我国罕见病目录的更新,《共识》中的部分建议仍需完善。专家组也将根据实际政策环境与研究进展,每 2 年进行一次更新与修订,敬请广大专家和读者不吝批评、指正。

本《共识》由国家卫生健康委员会指导,国家卫生健康委员会卫生发展研究中心和北京协和医院的支持下,凝聚了《共识》编写组专家的集体智慧,最终成稿。在此我们表示由衷感谢! 同时也对长期以来关注中国罕见病诊疗与防控事业发展的各方人士表示衷心感谢!

2020 年 2 月

目 录

总　论

罕见病的流行病学数据在世界范围内差异较大,目前国际上对罕见病并没有被普遍认可的统一定义。美国在其孤儿药法案中将罕见病定义为患病总人数低于 20 万的疾病[1];欧盟对罕见病的定义是患病率低于 50/100 000 的慢性、渐进性且危及生命的疾病[2];日本将患者总数不超过 50 000 人,或者患病率低于 40/100 000 的疾病定义为罕见病[3];我国台湾地区的《罕见疾病防治及药物法》则将罕见病定义为患病率在 10/100 000 以下,或经审定被纳入的疾病[4]。国际药物经济与结果研究协会(ISPOR)罕见病研究小组对罕见病国际定义的综述显示,在已给出罕见病定义的国家和地区中,定义中提到的患病率均值为 40/100 000[5]。

中国大陆地区对罕见病的定义也在逐步完善中。2018 年 5 月,中华人民共和国国家卫生健康委员会(以下简称国家卫健委)、中华人民共和国科学技术部(以下简称科学技术部)、中华人民共和国工业和信息化部、国家药品监督管理局与国家中医药管理局五部委联合印发了我国《第一批罕见病目录》(附录),其中共收录 121 种罕见病,这是我国政府首次以疾病目录的形式界定了罕见病范围。专家组建议以由国家卫健委罕见病诊疗与保障专家委员会制定、维护及更新的《第一批罕见病目录》及后续批次即将公布的罕见病目录作为本《共识》中"罕见病"的范围。建议继续推进由国家科学技术部支持,北京协和医院牵头建设的国家罕见病注册登记系统的建设,并积极开展全国范围病例直接报告等信息采集系统,为基于发病率和患病率的罕见病定义提供可靠的数据基础。

由于罕见病药物研发难度较大、开发成本高,导致企业开发罕见病药物的积极性并不高,且药物上市后由于目标市场份额小而使得每位患者要负担的药物费用较高。所以,对于罕见病,一方面难以确诊或误诊率高。另一方面,即使确诊后也无药可治或因为患者难以负担价格高昂的药物而不能够获得足剂量治疗。

根据欧盟对罕见病的定义,全球有将近 7 000 种罕见病,其中仅有不到 10% 病种治疗方法有证据证实是安全、有效的。对于大多数罕见病患者而言,目前在用的治疗方法疗效不明确。截至2019 年 10 月,上述罕见病中仅 19 种疾病的 30 种药物已经被纳入中国国家医保目录。由此可见,目前我国罕见病患者仍面临着无药可治、有药用不上、报销覆盖率低等障碍。

2019 年,国家医疗保障局发布的《关于建立医疗保障待遇清单管理制度的意见(征求意见稿)》中提到,我国医疗保障制度的特点是"坚持基本医疗保障需求、公平享有"。而在对待高价创新药物的需求方面,则是"坚持实事求是,尽力而为、量力而行"的态度。因此,在罕见病领域开展 HTA 研究,为国家和地方政府的医疗管理、药物审批及医疗保障部门制定相应政策提供真实可靠的依据,成为推动我国罕见病事业发展的重中之重。

HTA 是对卫生技术或干预措施(含药品)的特性、疗效和影响的系统性评估,用于为国家相关主管部门与其指定的评议机构进行相关决策时提供基础的循证依据,特别是如何最有效地将有限的资金分配给卫生干预措施或技术,从而合理配置卫生资源,提高有限卫生资源的利用质量和效率。评估一般由跨学科小组应用临床医学、流行病学、卫生经济学和其他信息和方法,根据明确的分析框架进行,内容涵盖卫生技术和干预措施的直接预期后果及间接非预期后果,包括安全性、有效性(疗效、效果和生存质量)、经济性(成本-效果/效用、预算影响)以及社会适应性(社会、法律、伦理和政治)等。作为一种科学决策工具,HTA 在国际上已经得到广泛应用,其理论和方法学已经渗透到卫生政策乃至广泛的社会政策研究过程中,成为各国卫生决策的重要组成部分,并发挥着越来越重要的作用。

由于罕见病的特殊性,应用传统 HTA 方法对其进行评估会带来很大挑战。首先,传统 HTA 方法需要有可靠的基础数据来源作为研究支撑,包括流行病学数据、临床疗效数据和成本数据等,但罕见病往往缺乏以上基础数据。其次,由于罕见病患者人数十分有限,特别是 50% 以上的罕见病为儿童患者,难以开展随机临床对照研究(randomized controlled trials,RCT),而且缺乏经过验证的生物标志物或临床终点指标,在疗效评估中遇到很多困难。第三,由于缺乏对罕见病病程的了解,HTA 中很难估计罕见病药物的长期疗效与成本。最后,罕见病药物伴随着高昂的药品费用,若采用常见病的支付意愿阈值,无法体现罕见病药物的社会价值,且很难得到具有成本-效果分析的结果。此外,除了上述较易量化的评价维度,罕见病药物还存在一些难以量化的评价维度,例如药物的创新性、社会伦理与公平意义、未满足的治疗需求、社会福利性质等。

因此,开展罕见病药物 HTA 时,需要充分、全面考虑罕见病的特殊性,并针对其特殊性制订出适用于罕见病药物的 HTA 方法。本《共识》,着重针对罕见病药物 HTA 研究问题的界定、安全性评估、有效性评估、经济性评估、社会价值评估及罕见病药物HTA 流程六个方面给予相应专家共识与建议。

1 罕见病药物卫生技术评估研究问题的界定

在亟待评估的各类药物中，优先评估疾病负担重、社会需求大、具有较高社会效益及较高可行性的药物是研究者首先要考虑的问题。而在遴选待评估的罕见病药物时需要考虑的因素比常见病药物更多、更复杂。专家组建议中国罕见病联盟或其下设组织采用水平扫描（horizon scanning）的方法，从多个角度来遴选优先评估的罕见病药物，并及时将评估结果向社会公布，为研究机构和研究者提供重要参考。评估内容包括与患者人群相关的信息（基本人口统计学数据、患者数量、疾病负担、当前治疗选择）、药物的潜在影响（患者健康获益、直接与间接成本、医疗服务利用情况、伦理与社会价值）以及政策相关性高的议题等。建议优先考虑可解决未满足医疗需求（即当前无其他有效治疗方式）、为患者带来巨大健康获益（如显著延长生存时间、大幅提升生命质量等）、有确切临床安全性与有效性证据、社会及公众关注度高的药品。

在遴选评估药品时，研究者应对目标药品的技术特性数据加以收集，包括与技术相关的信息（如药物名称、作用机制、给药方式和药物类型等）、与患者和治疗相关的信息（如适应证、是否为一线／二线用药或适应证下唯一治疗用药、用法、用量和疗程）、已完成或正在开展的临床研究信息以及药物实施可能对患者健康状态、医疗成本等带来的影响等。

　　在罕见病药物技术评估中,应遵循研究人群(population)、干预措施(intervention)、对照措施(comparator)、干预结果(outcome)、评估设计(study)的原则(PICOS)界定研究问题,并应充分考虑罕见病的特殊性。研究者应对罕见病药物适应证的基本情况进行详尽研究与描述,包括疾病定义、流行病学研究现状、临床表现、自然病史、诊疗现状、卫生服务利用情况及疾病负担等。在对照措施的选择方面,建议选择适应证相同的标准或常规治疗方案。若目标适应证此前尚无有效治疗方案,可采用目前临床实践中普遍采用的治疗手段作为对照措施。这些治疗手段可包括超说明书使用的药物、最佳支持治疗、中医传统治疗等。

2 罕见病药物安全性评估

　　安全性评估旨在评估药物应用于患者时可能出现的风险,即不良事件(包括不良反应)的发生率和严重程度。由于罕见病药物作用机制复杂、生物药品多、受试暴露人群有限等特点,其安全性问题可能比常见病药物更为显著。专家组建议开展国家罕见病临床试验基地建设,集中力量,组织针对罕见病安全性评估的联合攻关,进行临床科研一体化平台的建设,实现罕见病临床和科研有机结合,逐渐探索与构建符合罕见病特点的用药安全评估体系。建议基于中国国家罕见病注册登记系统与中国罕见病诊疗服务信息系统,收集不良事件发生情况的相关信息,对已上市的罕见病药物进行上市后安全性评价。上述信息共享平台需要充分利用互联网的便利性和信息传递快速性等特点,实现医疗机构间信息公开、共享,为罕见病药物安全性评估提供及时、全面的数据来源。

　　在评估罕见病药物安全性时,应充分发挥循证医学的优势。研究者需要对原始研究证据进行充分检索,通过临床前期评价法、非正规的临床评价法、流行病学与统计学评价法、临床对照试验法与正规综合法对数据进行分析,形成完整的安全性报告,并对相关卫生决策给出建议。在用药管理方面,应与国务院发布的《罕见病药品清单》同步,确定罕见病药物的范围,基于其用药特点,对罕见病药物进行与普通药品不同的、有针对性的管理。应充分运用风险管理的科学方法和技术,预防、减少、控制罕见病用药的风险,完善药品安全风险监管体系,有效提升患者用药安全。此外,许多罕见病药物上市时可能存在临床研究不充分、试验数据不充足等情况,难以对其安全性进行充分而有效的评估。因此,建议重视罕见病药物上市后的安全性评估,在更广泛的患者群体中验证其安全性。

3 罕见病药物有效性评估

有效性评估旨在评估药物应用于患者时可以改善其健康状况的能力,主要包括疗效(efficacy)与效果(effectiveness)。疗效是指药物在理想情况下对患者产生的治疗结果,通常为严格控制下的 RCT 的治疗结果。效果则是指药物在真实世界的临床环境(即自然状态下)所表现出的治疗结果。本共识对罕见病疗效与效果的评估方法进行阐述,在此基础上对多项疗效或效果评估研究进行证据整合提出推荐建议。

3.1 疗效评估

传统 RCT 研究设计是评估未上市新药物疗效的"金标准"。但由于罕见病患者基数小、地理分布分散、临床异质性高,在受试者招募方面遇到诸多挑战。专家组建议,应建立健全国家级的、统一的集临床信息、基因组学数据、生物样本数据、知识库及罕见病药物临床试验注册于一体的信息化平台,旨在为罕见病药物的临床研究提供系统性支持,包括受试者招募、研究机构及研究者协调、伦理审查、随访、数据核查与校验及研究方法指导与培训等各个方面。

研究指标的选取是 RCT 中疗效评估的关键,所选取的研究指标应可以体现不同治疗方案下患者长期的症状缓解、器官功能改善、疾病进展控制等情况,同时还应考虑与之相关的患者主观感受(如生命质量的改善)。专家组建议研究者应选用终点指标(如总生存期、死亡率)评价罕见病药物的疗效,在必要时可以选择使用替代指标(如生物标记物),但需要对其进行必要的效度验证,保证其与终点指标有明确的相关关系。此外,RCT 中也可以考虑采用重复效果指标(即多次测量)、复合效果指标等,以在不增加样本量的前提下观测到更多事件或结果,保证疗效评估时的统计效率。

在难以开展 RCT 的情况下,研究者可以考虑采用一些其他临床试验设计。其基本原则为在保证统计效力的前提下控制临床研究所需的样本量,同时尽量增加接受积极治疗方案患者的概率或延长其在积极治疗方案下的暴露时间,以提升患者参与临床研究的积极性。较为常用的临床研究设计包括交叉试验(crossover trials)、随机安慰期试验(randomized placebo-phase design)、析因试验(factorial trials)、适应性设计(adaptive design)等。此外,研究者也可以考虑采用单病例交叉试验(n-of-1 trials)、随机退出试验(randomized withdrawal)、阶梯设计试验(stepped wedge trials)等研究设计来进行疗效评估,但在选取研究设计时,应充分考虑其合理性与适用性,并在研究报告中进行充分阐述。针对罕见病临床表现异质性强的特点,专家组建议在进行罕见病药物临床研究时,应对相应疾病的临床表现异质性加以充分考量,尽可能纳入比常见病更为广泛的疾病分期(如疾病严重程度、并发症)或临床表型。

3.2 效果评估

疗效评估中往往仅纳入高度选择的、均质的研究人群,其结果难以外推至应用于整个患者群体时的有效性,外部效度受限。同时,受经费等限制,RCT 的随访时间通常较短,短期的替代指标可能无法外推至长期的治疗效果。因此,需要对罕见病药物在真实临床实践中、更广泛研究人群中的治疗"效果"进行评估。

专家组建议充分利用国家罕见病注册登记系统或其他数据来源开展观察性研究,验证已上市罕见病药物的临床效果,包括队列研究、病例对照研究、病例报告研究等。观察性研究中一般没有严格的患者纳入及排除标准,也不对患者治疗方案进行任何干预,更能反映治疗方案在临床实践中的效果,反映罕见病患者间的临床异质性。但应注意控制不同方案患者间可能存在的混杂因素,避免研究结果存在偏倚。

研究者也可以采用实效性临床试验(pragmatic clinical trials,PCT)或混合研究来进行罕见病药物的效果评估。PCT 是在真实临床实践下纳入更广泛的研究人群,为患者随机分配治疗方案,评价其治疗效果。混合研究是指将 RCT 与观察性研究相结合,弥补各自的局限,常用的包括临床综合随机试验(clinically-integrated randomized trial)与队列多重 RCT(cohort multiple randomized controlled trial,cmRCT)。

专家组建议在评估罕见病药物真实世界效果的同时开展罕见病慢病管理与药学服务的相关研究,探索适宜于罕见病的慢病管理模式与药学服务模式。

3.3 证据合成

有效性证据的最高等级来源于已有疗效/效果证据的系统评价。研究者需要收集包括 RCT、PCT、观察性研究、已发表系统评价/Meta 分析等大量临床研究资料,将研究结果按照循证医学的方法进行合成与总结。进行证据收集时,应尽可能系统、全面地检索相关资料。由于罕见病资料有限,查询难度较大,在制订检索策略时应咨询信息学专家,以保证合理选择数据库、主题词、自由词。此外,也应该多利用企业可以提供的文献材料,获得所有相关的信息。

在信息提取与评价中,需要重点关注非 RCT 研究可能带来的有效性评估上的偏倚,如治疗方案是否随机分配、有无对照药物、研究时间是否足够、结果指标是否为终点指标等。如果结果存在显著的异质性,则需通过亚组分析、敏感性分析等手段进行充分的解释。当评估的对象是多个药品且缺乏直接比较证据时,可采用间接比较(indirect comparison)或者网状荟萃分析(network meta-analysis,NMA)。

4 罕见病药物经济性评估

　　为进一步提升罕见病治疗可及性、厘清罕见病治疗的经济负担,完善罕见病药品准入、采购、使用、支付等关键环节证据,提升循证决策水平,有必要开展罕见病药物的经济性评估,分析药品价格、诊疗费用、医保报销水平、患者负担以及成本效果、预算影响,综合判断药物应用的经济价值。

　　本书采用经济学评估的广义概念,即包含成本 - 效果分析(含最小成本分析)以及预算影响分析两大模块。对于药物经济学评估的实施应参考现有的相关评估指南,包括《中国药物经济学评估指南 2019》《中国药物综合评估参考大纲(第二版)》、国际药物经济学和结果研究协会(ISPOR)发表的系列指南等,并在评估过程中同时注重考量罕见病及其药物的特殊性。原则上,罕见病药物的经济性评估应遵循以下流程与方法。

4.1　问题和范围

　　采用 PICOS 原则定义研究问题。对照药品的选择、目标人群和适应症的定义,建议与安全有效性评估保持一致。建议采用全社会视角,估算直接医疗费用以及因生产力损失、家庭照护等产生的间接费用,分析治疗的公平性和经济可及性。其中,直接医疗费用指患者接受不同治疗方案(治疗与不治疗,干预药品和替代药品)产生的医疗费用,包括药费、检查费、治疗费、诊疗费、护理费以及其他与治疗有关的费用等,特别应注意纳入针对预防和治疗药品不良反应的费用。

4.2　药品费用分析

基于临床实践数据和国家罕见病患者注册登记数据,开展描述性研究方法,评估罕见病药品和对照及常见病药品的价格、费用、医保报销和患者负担的现况和近 3 年的变化趋势。数据收集来源包括二手文献、药品定价部门网站、药品集中招标采购平台、国家罕见病患者注册登记系统数据和不同级别医疗机构(包括省级、市级、县级和乡镇级)抽样调查等。分析指标如表 1 所示。

表 1　罕见病药物经济性评估药物费用分析指标

分析指标	具体介绍
药品价格	出厂价格、中标价格、医院销售价格等
药品费用	日均药品费用、例均疗程药品费用和药品费用占科室和医院年收入的占比等
直接医疗费用	日均住院费用及各项费用占比,例均疗程总费用和各项费用占比等
医保报销和患者负担	药品医保报销比例和按疗程的例均自付费用等
公平性指标	家庭可支配收入,医疗费用占家庭可支配收入比例,家庭灾难性卫生支出阈值比较,判断患者经济负担和公平可及性

4.3　成本 - 效果分析

建议可基于二手文献进行系统评估和真实世界数据研究,对罕见病药物进行成本 - 效果分析(cost-effectiveness analysis)。根据需求,可增加基于模型研究的成本 - 效果分析。

4.3.1　系统评估法

基于 PICOS 原则制订检索策略,对二手文献资料进行系统评估。其数据来源除 Embase、PubMed、Ecolit、Cochrane Library 和 CNKI 等常用的综合性文献数据库外,还应包括 CRD database、NICE、CADTH 等国外主要的卫生技术评估研究平台和官方机构,政府部门、咨询公司、大学、制药企业网站等资料等。实施系统评估可参考相关指南和研究,如《中国药品综合评价指南参考大纲(第二版)》。建议在报告中纳入所评价药品的增量成本 - 效果比(ICER)。

4.3.2　真实世界数据研究

根据所评估药品的数据基础、罕见病患者注册登记数据和技术能力,开展基于前瞻性和(或)回顾性队列研究的成本 - 效果分析。充分利用真实世界数据,根据 PICOS 原则,建立干预组和对照组队列,采用多元线性回归方程、logistic 回归方程或倾向性得分匹配法(propensity score matching)分析控制混杂因素后的两组临床效果和费用的差别。可以采用倍差法(difference in difference)收集对照组和干预组基线和终点的费用和临床效果数据进行分析。也可以采用间断时间序列分析(interruptive time series analysis)收集对照组和干预组在干预实施前、后至少各 10 个时间点的费用和临床效果数据进行分析。

原则上成本 - 效果分析的角度和范围应与成本分析保持一致。临床效果指标应尽可能采用终点指标(如生存年、治愈率和死亡率)反映药物长期作用结果。若前者数据不可得时,可采用与终点指标之间有关联的重要中间指标(如无疾病进展生存率、血压下降值等)作为代替。根据选取临床效果指标确定研究观察时间。

4.3.3　模型分析

根据需要,可利用决策树、马尔科夫模型、生存分析模型模拟分析药品在真实世界研究观察期以后的远期成本-效果情况。一般而言,决策树模型适用于时间短,无反复发生的疾病或健康状态的疾病,而马尔科夫模型适用于时间长、健康状态和病情反复的疾病。决策树和马尔科夫模型等的建立和分析等应参考《中国药物经济学评估指南 2019》。分区生存模型分析(PSM)操作指南可参考英国 NICE《分区生存模型在卫生决策中应用》[6]。需要明确模型中的各种因果关系、使用的外推技术、模型范围、结构及数据等方面的参数,进行解释和说明,并证明其合理性。

专家建议,对于罕见病药物经济性评价过程中使用的模型结构应该与疾病相关的基本理论一致,应能反映疾病的转归、可明确反映研究要素在病例组与对照组间的差别,且可明确描述模型结构。应使用模型结构图展示,并通过专家咨询加以论证。

模型参数应通过系统的方法收集,并说明收集过程和来源。对于关键的效果参数应尽可能来源于系统文献综述,成本参数应来源于国内研究。此外,尽量采用生命质量相关参数(如 QALY)作为效用指标进行成本效用分析,鼓励开发和使用基于本土人群社会价值判断的患者自报生存质量调查量表。

4.3.4　其他分析方法。

其他分析方法,见表 2。

罕见病药物成本-效果阈值国内暂不统一限定,开展经济学评估时应结合临床价值判断等因素来综合确定。对于基础分析结果显示尚不具有成本-效果的罕见病药物,应进一步对其开展单因素敏感度分析,探讨其在不同支付意愿下的成本-效果价格阈值,并为进一步开展预算影响分析做好准备。

表2 罕见病药物成本 - 效果分析的部分方法

分析方法	具体介绍
差异性分析	由于地区或背景因素造成的临床操作差异,应通过敏感性分析或情景分析处理
亚组分析	通过亚组分析处理患者异质性,发现更具成本 - 效果的潜在患者群体
不确定性分析	参数的不确定性可通过单因素、多因素和概率敏感度分析处理

4.4 预算影响分析

专家组建议,应基于成本分析和(或)成本 - 效果分析等结果,对罕见病药物展开预算影响分析。分析视角为公共支付方,时间跨度一般不超过 3 年,并根据成本 - 效果分析中不同支付意愿下的成本 - 效果价格阈值开展预算影响的敏感度分析。预算影响分析应以可视化、可重复的计算机软件的呈现,建议使用 EXCEL 软件建立预算影响分析模型。具体分析方法可参照国际药物经济学与结果研究学会(ISPOR)的预算影响分析框架和方法学指南[7,8]。

5 罕见病药物社会伦理公平性评估

健康是每个公民所拥有的权利,而在市场经济的体制下,由于患病人数少,企业缺乏研发动力,罕见病患者往往面临"无药可医",长期面临着"健康不平等"的问题,是社会中的弱势群体。罕见病的诊疗服务水平体现了一个国家社会福利制度的成效。卫生政策决策者需要在药物的性价比、可负担性与社会价值之间进行权衡,其本质上也是卫生资源配置中效率与公平之间的权衡。所以社会价值的评估对于罕见病药物尤为重要。

专家组建议在开展罕见病或罕见病药物的研究与评估及评审时,各个学术和社会团体应该遵循以下原则。

5.1 坚持卫生资源分配的公正原则,促进健康公平

医疗资源的稀缺与不足是普遍性问题,是全球共同面临的挑战。罕见病群体卫生资源极度稀缺性问题更加突出。每一个社会成员应共享社会进步的成果,包括医疗卫生资源。每一个成员都应有平等获得基本医疗保健权利的机会,进而实现全民健康的目标。

对医疗卫生资源的公正分配和获得是社会成员能否获得个体健康权的前提。罕见病群体或其照护人是社会纳税人和医保资金缴纳者,在医疗卫生资源配置上应与常见病群体享有同样的

配置机会,在医疗服务上应有相同的可及性。然而,由于罕见病人群数量少,药品研发难度和风险大,从而导致罕见病药物的研发周期长,生产成本高,企业研发和生产的动力不足,这使得罕见病群体不得不面对昂贵的药品。在没有政府协调和社会共济机制的情况下,众多罕见病患者家庭因负担不起昂贵的医疗费用而放弃治疗,或因病致贫。健康不平等问题不应该导致健康不公平。在涉及罕见病的卫生资源分配决策中,建议首先考虑公正原则,而非效用原则。对参与到卫生资源宏观分配的两个主体——政府和市场,在罕见病的资源配置上政府更应起到主导作用,积极调节社会资源,通力协作,让全民享有公平、可及的健康服务。

5.2 明确政府主体责任,完善罕见病群体的相关保障政策

罕见病的医疗卫生资源配置情况体现的是社会公平和公正,因此解决罕见病相关问题的责任主体是各级政府。专家组建议,应通过政府行政手段,协调多部门,分工合作,各司其职,整合各种社会力量提高罕见病药物及其他诊疗服务的可及性。政府应从整体上规划和完善罕见病医疗保障制度,加快罕见病药物管理制度建设,提升罕见病药物可及性。建议探索并制定鼓励研发单位及企业生产罕见病药物的补偿和激励政策,以调动企业积极性,加强罕见病用药保障。建议加强罕见病知识宣传,提升罕见病的社会认知,完善社会救济制度等。努力构建"政府引导、多方参与"的第三方非营利的罕见病用药医疗保障创新体系,为罕见病救治等相关保障政策提供体系支撑。

5.3 保障罕见病群体的社会地位,构建和谐社会

专家组建议,应倡导尊重罕见病群体社会存在感及价值,改进罕见病患者在就医、就业、就学、养老等方面待遇,减少及消除

对罕见病患者的偏见、歧视乃至侮辱。应鼓励罕见病患者勇于挑战自己,积极参与临床试验和治疗,为医学科学发展做奉献。同时,在罕见病临床诊治中也要尊重患者自主权、知情同意权、隐私保护权等。临床试验要做到公开、透明,增加对研究风险的把控和防范,建立完善的补偿机制。在进行遗传咨询时,要做好个人权益与公共干预的价值平衡,尤其要防止遗传歧视。

6 罕见病药物卫生技术评估流程

罕见病药物卫生技术评估流程参考 ISPOR HTA 委员会对于 HTA 中技术规范的总结中关于卫生技术评估流程的基本原则和步骤,结合罕见病和孤儿药的基本特点综合制定。评估流程包括主题遴选、评估项目管理、过程管理、结果递交及验收、证据综合、证据评审与应用等 6 个主要步骤。需要指出的是,罕见病药物的技术评估仅产生证据支持和推荐意见,不做出决策。

6.1 主题遴选

罕见病药物卫生技术评估是集证据收集与评估、评审与质询、公开与透明为一体的决策支持机制。需以临床需求为导向,循证证据为基础,综合考虑防治必需、安全有效、临床首选、基本保障、价格合理、使用方便,并结合我国用药特点,参考国际经验。

罕见病药物的主题遴选由中国罕见病联盟依托中国国家罕见病注册系统(www.nrdrs.org.cn)汇总分析有关药品上市审批信息、产供销记录、临床应用和文献数据、主要临床应用问题,依据疾病负担、基本用药需求、药品费用、产业驱动力、诊疗服务体系影响、药品争议性等维度,按照轻慢缓急的原则,有计划、分批次地形成优先评估药品清单及综合评估问题概要,并提交给中国罕见病联盟 HTA 专家咨询委员会审定。委员会讨论通过主要选题，审核后正式报送中国罕见病联盟秘书处，启动有关评估主题项目立项及评估工作。

针对特殊人群用药，综合考虑其具体特点(如新特药、儿童用药、应急和短缺类药品)，可采用特殊主题遴选机制，由中国罕见病联盟负责收集相关部门和机构直接提交的有关主题，整理及分析后提交 HTA 专家咨询委员会审议，审议通过后告知中国罕见病联盟 HTA 秘书处组织有关评估主题项目立项及评估工作。

6.2 评估项目管理

6.2.1 项目委托

项目委托包括评估任务书的编制，组建评估工作小组以及开展能力建设。

6.2.2 撰写评估任务书

评估任务书是由中国罕见病联盟制定的一个书面文件，其作用是为了说明评估工作的具体要求，不仅为评估执行机构提供评估设计的基础，而且为控制评估质量、核查评估执行机构任务完成情况提供依据。因此，每次评估都必须编写评估任务书，评估任务书是整个评估活动必须遵循的核心文件。评估任务书内容主要包括拟评估工作的背景、目的、内容、对评估团队的要求、时间要求以及对评估报告的要求等。

6.2.3 组建评估小组

评估工作小组是指在评估工作中，接受评估委托方的指导，具体负责评估工作的组织与实施。实践中，评估小组由法人单位接受委托后，内部自行组建。评估委托方应指派熟悉评估工作的人员负责评估任务的监督管理和质量控制工作。根据评估实际需求,可针对评估工作人员的定向需求开展能力建设,例如向评估小组成员讲解评估设计和评估方法学等相关专业内容。

6.3　过程管理

实施过程的管理是指在将工作委托后,按照评估任务书预设要求对评估过程实施监督与管理。从 HTA 实践情况看,评估的实施主要包括评估信息数据的收集、整理与分析、分析结果和评估结论。在实施过程中需要严格按照评估任务书进行,并进行质量控制,以实时纠偏。

6.4　结果递交及验收

中国罕见病联盟 HTA 专家咨询委员会制定标准化评估报告模板,有关单位按照要求完成评估报告,提交中国罕见病联盟 HTA 专家评审委员会进行审阅,在修订基础上形成最终评估报告,按既定时间要求递交中国罕见病联盟 HTA 秘书处。

6.5　证据综合

罕见病药物的技术评估是应用多种方法对多维度、多层次证据的综合过程。应用循证医学、流行病学、临床医学、临床药学、卫生技术评估、药物经济学、卫生管理、卫生政策、生物统计、信息学与项目评估等知识体系,围绕安全性、有效性、经济性、创新性、适宜性和可及性等内容,进行定性及定量数据整合分析,形成药品价值判断的综合依据。

其中,罕见病药物的安全性评估(详见"2　罕见病药物安全性评估")、有效性(详见"3　罕见病药物有效性评估")、经济性评估(详见"4　罕见病药物经济性评估")、社会伦理公平性评估(详见"5　罕见病药物社会伦理公平性评估")是罕见病药物技术评估的核心内容。

证据评审是将综合评估结果从多个维度进行证据评价的过程,从安全性、有效性、经济性、创新性、适宜性和公平可及性等6个维度判断药品的综合价值,并形成推荐意见,为纳入基本药物目录、基本医保报销目录、重大新药创制项目等提供决策参考依据。

按照中国罕见病联盟建立证据评审制度规范及相关工作要求,中国罕见病联盟秘书处组织评审专家委员会召开评审会,审阅综合评估结果,并形成应用实施意见。

6.6 证据评审和推荐意见

6.6.1 评审主体

中国罕见病联盟组织评审专家委员会负责证据评审。专家委员会组以定期专题会议的形式,遵循特定评审程序,对评估结果进行评审。

6.6.2 评审流程

通过评审专家专题会议,在综合各类证据结果基础上提出最终评审意见。具体流程包括:①中国罕见病联盟负责进行评审会前准备活动,包括随机抽选专家、通知评审专家、拟定评审日期及准备评审所需材料等。②评审专家委员会召开专题评审会,必要时将邀请医患代表及企业代表等列席参与会议并提供咨询。③评审专家委员会形成最终评审意见,并以书面形式将推荐意见报送中国罕见病联盟 HTA 秘书处。

6.6.3 评审结果与推荐意见

中国罕见病联盟负责综合证据结果和评审会议专家意见,形成评审结果报告。报告按照结构化表格形式呈现,包括药品价值综合判断结果和推荐意见两部分。推荐意见包括:①推荐(建议进入基本药物目录、成为重大新药创制项目、建议纳入医保用药目录等）。②有条件推荐（用于特定亚组人群、特定时间、特定剂量和给药路径等）。③仅供国家级或省级罕见病诊疗牵头单位试点使用（为启动二次评估提供数据）。④不推荐。

结　语

由于罕见病自身的特殊性,相比于常见疾病来说,应从政策设计与医疗保障等多个角度对罕见病给予相应倾斜,以此帮助促进我国罕见病诊疗水平以及药物可及性。专家组建议由中国罕见病联盟牵头,在全国范围内定期开展大规模的罕见病流行病学与社会学调研,以全面、及时地掌握与更新罕见病的流行病学数据、罕见病诊疗水平以及罕见病患者的健康水平与社会公平现状。建议国家医疗保障部门通过新增部分财政投入,或通过调整医保基金存量结构,设立罕见病专项医疗保障基金,推动实现罕见病的国家统筹保障,以进一步提高我国罕见病患者的医疗保障水平。同时,建议国家医疗保障部门探索采用基于基金风险或疗效风险的风险共担协议等创新型支付协议,将更多罕见病药物纳入我国基本医疗保障体系中。在创新型支付协议执行过程中,专家组建议充分发挥中国国家罕见病注册登记系统的综合优势与联动作用,依托该系统对支付协议持续开展执行效果评价,以提升该项措施的可行性。

本《共识》中推荐的规范方法学不仅适用于对罕见病药物开展 HTA 研究,同时也适用于对罕见病治疗器械、耗材与特殊营养食品进行相关研究。而罕见病药物 HTA 的具体评估方法与流程、评估报告的书写规范、社会价值的考量范围与权重以及其引致的预算影响是否在预算可承担范围内,需要我国相关政府部门根据实际情况进行进一步明确。针对《共识》中尚不完善的方面,也欢迎社会各界人士参与更新与修订。

参考文献

［1］ Orphan Drug Act, Pub.L.No.97-414 (1983).

［2］ European Commission.DG Health and Food Safety.Public Health.Rare diseases policy.Available from：https：//ec.europa.eu/health/rare_diseases/policy_en.(accessed 2019-12-30).

［3］ Overview of Orphan Drug/Medical Device Designation System. Available from：https：//www.mhlw.go.jp/english/policy/health medical/pharmaceuticals/orphan_drug.html (accessed 2019-12-30)

［4］ HSU J C, WU H C, FENG W C, et al.Disease and economic burden for rare diseases in Taiwan：A longitudinal study using Taiwan's National Health Insurance Research Database［J］.PLoS ONE, 2018, 13 (9)：e0204206.

［5］ RICHTER T.Rare Disease terminology and definitions—a systematic global review：report of the ISPOR Rare Disease Special Interest Group. Value in Health, Volume 18, Issue 6, 906-914.

［6］ WOODS B, SIDERIS E, PALMER S, et al.NICE DSU Technical Support Document 19.Partitioned Survival Analysis for Decision Modelling in Health Care：A Critical Review.2017［Available from http：//www.nicedsu.org.uk］

［7］ SULLIVAN SD MJ, ANNEMANS L.Principles of good practice for budget impact analysis：report of the ISPOR Task Force on Good Research Practices—Budget Impact Analysis.Value Health, 2007, 10：336-347.

［8］ SULLIVAN SD MJ, AUGUSTOVSKI F.Principles of good practice for budget impact analysis Ⅱ：report of the ISPOR Task Force on Good Research Practices-Budget Impact Analysis.Value Health, 2014, 17：5-14.

附 录

第一批罕见病目录

序号	中文名称	英文名称
1	21-羟化酶缺乏症	21-Hydroxylase Deficiency
2	白化病	Albinism
3	Alport 综合征	Alport Syndrome
4	肌萎缩侧索硬化	Amyotrophic Lateral Sclerosis
5	Angelman 氏症候群（天使综合征）	Angelman Syndrome
6	精氨酸酶缺乏症	Arginase Deficiency
7	热纳综合征（窒息性胸腔失养症）	Asphyxiating Thoracic Dystrophy（Jeune Syndrome）
8	非典型溶血性尿毒症	Atypical Hemolytic Uremic Syndrome
9	自身免疫性脑炎	Autoimmune Encephalitis
10	自身免疫性垂体炎	Autoimmune Hypophysitis
11	自身免疫性胰岛素受体病	Autoimmune Insulin Receptopathy（Type B insulin resistance）
12	β-酮硫解酶缺乏症	Beta-ketothiolase Deficiency
13	生物素酶缺乏症	Biotinidase Deficiency

序号	中文名称	英文名称
14	心脏离子通道病	Cardiac Ion Channelopathies
15	原发性肉碱缺乏症	Carnitine Deficiency
16	Castleman 病	Castleman Disease
17	腓骨肌萎缩症	Charcot-Marie-Tooth Disease
18	瓜氨酸血症	Citrullinemia
19	先天性肾上腺发育不良	Congenital Adrenal Hypoplasia
20	先天性高胰岛素性低血糖血症	Congenital Hyperinsulinemic Hypoglycemia
21	先天性肌无力综合征	Congenital Myasthenic Syndrome
22	先天性肌强直(非营养不良性肌强直综合征)	Congenital Myotonia Syndrome(Non-Dystrophic Myotonia,NDM)
23	先天性脊柱侧弯	Congenital Scoliosis
24	冠状动脉扩张病	Coronary Artery Ectasia
25	先天性纯红细胞再生障碍性贫血	Diamond-Blackfan Anemia
26	Erdheim-Chester 病	Erdheim-Chester Disease
27	法布雷病	Fabry Disease
28	家族性地中海热	Familial Mediterranean Fever
29	范可尼贫血	Fanconi Anemia
30	半乳糖血症	Galactosemia
31	戈谢病	Gaucher's Disease
32	全身型重症肌无力	Generalized Myasthenia Gravis
33	Gitelman 综合征	Gitelman Syndrome

续表

序号	中文名称	英文名称
34	戊二酸血症Ⅰ型	Glutaric Acidemia Type Ⅰ
35	糖原累积病（Ⅰ型、Ⅱ型）	Glycogen Storage Disease（Type Ⅰ、Ⅱ）
36	血友病	Hemophilia
37	肝豆状核变性	Hepatolenticular Degeneration（Wilson Disease）
38	遗传性血管性水肿	Hereditary Angioedema（HAE）
39	遗传性大疱性表皮松解症	Hereditary Epidermolysis Bullosa
40	遗传性果糖不耐受症	Hereditary Fructose Intolerance
41	遗传性低镁血症	Hereditary Hypomagnesemia
42	遗传性多发脑梗死性痴呆	Hereditary Multi-infarct Dementia（Cerebral Autosomal Dominant Arteriopathy with Subcortical Infarcts and Leukoencephalopathy，CADASIL）
43	遗传性痉挛性截瘫	Hereditary Spastic Paraplegia
44	全羧化酶合成酶缺乏症	Holocarboxylase Synthetase Deficiency
45	同型半胱氨酸血症	Homocysteinemia
46	纯合子家族性高胆固醇血症	Homozygous Hypercholesterolemia
47	亨廷顿舞蹈病	Huntington Disease
48	HHH综合征	Hyperornithinaemia-Hyperammonaemia-Homocitrullinuria Syndrome
49	高苯丙氨酸血症	Hyperphenylalaninemia

序号	中文名称	英文名称
50	低碱性磷酸酶血症	Hypophosphatasia
51	低磷性佝偻病	Hypophosphatemic Rickets
52	特发性心肌病	Idiopathic Cardiomyopathy
53	特发性低促性腺激素性性腺功能减退症	Idiopathic Hypogonadotropic Hypogonadism
54	特发性肺动脉高压	Idiopathic Pulmonary Arterial Hypertension
55	特发性肺纤维化	Idiopathic Pulmonary Fibrosis
56	IgG4 相关性疾病	IgG4 related Disease
57	先天性胆汁酸合成障碍	Inborn Errors of Bile Acid Synthesis
58	异戊酸血症	Isovaleric Acidemia
59	卡尔曼综合征	Kallmann Syndrome
60	朗格汉斯细胞组织细胞增生症	Langerhans Cell Histiocytosis
61	莱伦氏综合征	Laron Syndrome
62	Leber 遗传性视神经病变	Leber Hereditary Optic Neuropathy
63	长链 3- 羟酰基辅酶 A 脱氢酶缺乏症	Long Chain 3-hydroxyacyl-CoA Dehydrogenase Deficiency
64	淋巴管肌瘤病	Lymphangioleiomyomatosis（LAM）
65	赖氨酸尿蛋白不耐受症	Lysinuric Protein Intolerance

序号	中文名称	英文名称
66	溶酶体酸性脂肪酶缺乏症	Lysosomal Acid Lipase Deficiency
67	枫糖尿症	Maple Syrup Urine Disease
68	马凡综合征	Marfan Syndrome
69	McCune-Albright 综合征	McCune-Albright Syndrome
70	中链酰基辅酶 A 脱氢酶缺乏症	Medium Chain Acyl-CoA Dehydrogenase Deficiency
71	甲基丙二酸血症	Methylmalonic Academia
72	线粒体脑肌病	Mitochondrial Encephalomyopathy
73	黏多糖贮积症	Mucopolysaccharidosis
74	多灶性运动神经病	Multifocal Motor Neuropathy
75	多种酰基辅酶 A 脱氢酶缺乏症	Multiple Acyl-CoA Dehydrogenase Deficiency
76	多发性硬化	Multiple Sclerosis
77	多系统萎缩	Multiple System Atrophy
78	肌强直性营养不良	Myotonic Dystrophy
79	N- 乙酰谷氨酸合成酶缺乏症	N-acetylglutamate Synthase Deficiency
80	新生儿糖尿病	Neonatal Diabetes Mellitus
81	视神经脊髓炎	Neuromyelitis Optica
82	尼曼匹克病	Niemann-Pick Disease
83	非综合征性耳聋	Non-Syndromic Deafness

序号	中文名称	英文名称
84	Noonan 综合征	Noonan Syndrome
85	鸟氨酸氨甲酰基转移酶缺乏症	Ornithine Transcarbamylase Deficiency
86	成骨不全症(脆骨病)	Osteogenesis Imperfecta(Brittle Bone Disease)
87	帕金森病(青年型、早发型)	Parkinson Disease(Young-onset,Early-onset)
88	阵发性睡眠性血红蛋白尿	Paroxysmal Nocturnal Hemoglobinuria
89	黑斑息肉综合征	Peutz-Jeghers Syndrome
90	苯丙酮尿症	Phenylketonuria
91	POEMS 综合征	POEMS Syndrome
92	卟啉病	Porphyria
93	Prader-Willi 综合征	Prader-Willi Syndrome
94	原发性联合免疫缺陷	Primary Combined Immune Deficiency
95	原发性遗传性肌张力不全	Primary Hereditary Dystonia
96	原发性轻链型淀粉样变	Primary Light Chain Amyloidosis
97	进行性家族性肝内胆汁淤积症	Progressive Familial Intrahepatic Cholestasis
98	进行性肌营养不良	Progressive Muscular Dystrophy
99	丙酸血症	Propionic Acidemia

序号	中文名称	英文名称
100	肺泡蛋白沉积症	Pulmonary Alveolar Proteinosis
101	肺囊性纤维化	Pulmonary Cystic Fibrosis
102	视网膜色素变性	Retinitis Pigmentosa
103	视网膜母细胞瘤	Retinoblastoma
104	重症先天性粒细胞缺乏症	Severe Congenital Neutropenia
105	婴儿严重肌阵挛性癫痫（Dravet 综合征）	Severe Myoclonic Epilepsy in Infancy（Dravet Syndrome）
106	镰刀型细胞贫血病	Sickle Cell Disease
107	Silver-Russell 综合征	Silver-Russell Syndrome
108	谷固醇血症	Sitosterolemia
109	脊髓延髓肌萎缩症（肯尼迪病）	Spinal and Bulbar Muscular Atrophy（Kennedy Disease）
110	脊髓性肌萎缩症	Spinal Muscular Atrophy
111	脊髓小脑性共济失调	Spinocerebellar Ataxia
112	系统性硬化症	Systemic Sclerosis
113	四氢生物蝶呤缺乏症	Tetrahydrobiopterin Deficiency
114	结节性硬化症	Tuberous Sclerosis Complex
115	原发性酪氨酸血症	Tyrosinemia
116	极长链酰基辅酶 A 脱氢酶缺乏症	Very Long Chain Acyl-CoA Dehydrogenase Deficiency
117	威廉姆斯综合征	Williams Syndrome

序号	中文名称	英文名称
118	湿疹血小板减少伴免疫缺陷综合征	Wiskott-Aldrich Syndrome
119	X- 连锁无丙种球蛋白血症	X-linked Agammaglobulinemia
120	X- 连锁肾上腺脑白质营养不良	X-linked Adrenoleukodystrophy
121	X- 连锁淋巴增生症	X-linked Lymphoproliferative Disease

来源:中华人民共和国国家卫生健康委员会官方网站